ZUKUNFTSFORUM DEMENZ

Demenzbehandlung in Pflegeheimen – Wirklichkeit, Chancen und Grenzen

Herausgeber
Professor Dr. med. Ingo Füsgen
Dr. med. Johannes F. Hallauer

20. Workshop
des „Zukunftsforum Demenz"
16. September 2005 in Berlin
Dokumentationsreihe • Band 16

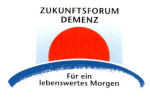

Editorial

Demenzbehandlung in Pflegeheimen – Wirklichkeit, Chancen und Grenzen

Von den ca. 1,2 Millionen Demenzkranken lebt ein Drittel in Pflegeheimen. Sie beanspruchen dort bis zu zwei Drittel der Pflegeheimplätze. Dies bedeutet, ca. 400 000 bis 500 000 Ältere mit dem Krankheitsbild Demenz werden in Pflegeheimen betreut und gepflegt. Auf Grund des demografischen Wandels und der Altersabhängigkeit des Krankheitsbildes Demenz wird sich allein aus ökonomischer Sicht die Pflege von Dementen in den nächsten Jahren zu einem immensen gesellschaftlichen Problem entwickeln. Wie eine Studie aus Skandinavien zeigt, ist dabei die Pflege im Heim mit 67 % der absolut führende Kostenfaktor. Dies trifft sicherlich auch für unsere Situation zu.

Aber nicht nur die finanziellen Probleme scheinen fast unüberwindbar, auch der Zustand und zukünftige Bedarf nach umfassenden medizinischen und pflegerischen Betreuungskonzepten ist zu hinterfragen. Während die Anforderungen an die Qualität der Heimpflege in den letzten Jahren stark gestiegen sind, findet sich kein Pendant in der ärztlichen Versorgung. Die gerade publizierte SÄVIP-Studie (**S**tudie zur **ä**rztlichen **V**ersorgung **i**n **P**flegeheimen) macht deutlich, dass zwar die allgemeinärztliche Versorgung mit hoher Frequenz erfolgt, die fachärztliche Versorgung aber noch erhebliche Lücken aufweist (Neurologie/Psychiatrie, Gynäkologie, Urologie, Ophthalmologie, HNO). Dies entspricht nicht dem Sicherstellungsauftrag einer flächendeckenden ambulanten Versorgung.

Nachdem im 12. Workshop des „Zukunftsforum Demenz" die Heimbetreuung – insbesondere aus sozialpflegerischer Sicht – schwerpunktmäßig abgehandelt wurde, stand diesmal die medizinische Versorgungsproblematik im Vordergrund. Für den von Demenz Betroffenen ist es nicht einfach, von zu Hause in eine dauerhafte stationäre Unterbringung zu wechseln. Dazu kommt noch, dass auf Grund des Ortswechsels häufig noch ein Wechsel des Hausarztes bzw. des Facharztes erfolgt. Umso wichtiger wäre hier jetzt eine optimale hausärztliche bzw. fachärztliche Betreuung des Demenzkranken in der vollstationären Pflege.

Aber bereits der erste Referent, Jochen Peter Scriba, Facharzt für Neurologie und Psychiatrie, machte deutlich, welche Belastungen die Versorgung von Altenheim-Bewohnern selbst für einen engagierten niedergelassenen Arzt bedeuten. Sehr schnell sind hier die Grenzen bei allen Anstrengungen und gutem Willen erreicht. Besondere Probleme bedeuten die Sicherung von Qualität in der Verzahnung von Versorgung und sozialpflegerischen und medizinischen Maßnahmen. Die große Grauzone im Bereich Pflege/Krankenbehandlung behindert dazu die praktische Umsetzung vieler medizinisch indizierter Therapievorstellungen.

Ergänzend dazu führte Christiana Mauel, Fachärztin für Psychiatrie und Psychotherapie, für den Pflegebereich aus, dass hier doch ein enormer Nachholbedarf im Bereich der Fortbildung besteht, um hier als Partner in die medizinische Behandlung mit einbezogen zu werden. „Wenn Pflegekräfte nicht verstehen, wie es zu einem Symptom kommt, können sie nicht entsprechend reagieren".

An einer Felduntersuchung in 23 Pflegeheimen zeigte Dr. Johannes Hallauer auf, dass nicht unerwartet auch die medikamentöse Versorgung von nur 13 % Behandlung mit modernen Antidementiva nicht den Bedürfnissen der kranken Bewohner entsprechen kann. Dagegen erhalten 92 % der Demenzpatienten Psychopharmaka, 28,2 % sogar zwei und mehr Substanzen. Besonders interessant an den Ausführungen von Dr. Hallauer war, dass er die Heime mit der vergleichsweisen „best practice"- den „worst practice"-Heimen gegenüberstellte und dabei zeigte, dass Heime mit positivem Antidementivaeinsatz mit geringeren Neuroleptikaverordnungen auskommen. Dies bedeutet, den dementen Bewohner mit Antidementiva weiter „im Leben" zu halten und nicht mit niederpotenten Neuroleptika in die Sedierung zu schicken.

Die Ausführungen von Dr. Peter Pick, dem Geschäftsführer des Medizinischen Dienstes der Spitzenverbände der Krankenkassen (MDS), wiesen anhand der Ergebnisse der Qualitätsuntersuchung des MDS darauf hin, dass bei fast einem Drittel der Heime noch gerontopsychiatrische Defizite bei Qualitätsüberprüfungen gefunden werden und bestätigte damit die Ausführungen von Christiana Mauel.

Dr. Dipl.-Psych. Albrecht Egetmeier berichtete dann über das Konzept des seit elf Jahren existierenden Modells der Institutsambulanzen in Bayern. In den Ausführungen und in der Diskussion wurde deutlich, dass es sich hier um eine spezielle Lösung für den ländlichen Raum handelt und nicht als generelle flächendeckende Lösungsmöglichkeit der fachärztlichen Versorgung für demente Heimbewohner angesehen werden kann. Entsprechend der regionalen Ausrichtung sind auch die Tätigkeiten und Formen der Institutsambulanz sehr unterschiedlich.

Zum Abschluss stellte Herr Henry Kotek noch das seit sieben Jahren laufende „Berliner Projekt" der Heimversorgung durch Heimärzte dar. Auch bei diesem Modell handelt es sich um eine spezielle örtliche Lösung, die auf Grund der Schließung der Chronikerabteilung in Berlin notwendig war. Als Ergebnis kann man aber mitnehmen, dass eine spezielle ärztliche Versorgung für Heimbewohner finanzielle Einsparungen und vermutlich auch eine bessere Qualität für den einzelnen Bewohner erbringt.

Gemeinsam war der Grundtenor bei allen Referaten und der Diskussion, dass bei Heimbewohnern erhebliche Abweichungen der medizinischen Versorgung von den Therapieempfehlungen zur Demenz, wie sie von den zuständigen Gremien der Ärzteschaft und den wissenschaftlichen Fachgesellschaften vorgelegt wurden, bestehen. Es ist sowohl eine fast vollständige Unterversorgung mit Antidementiva als auch eine erhebliche Fehlversorgung mit Neuroleptika festzustellen. Aber nicht nur die ärztliche Seite der Heimbetreuung von dementen Menschen bedarf einer Neustrukturierung, auch eine intensive Fortbildung und Strukturierung auf Seiten der Pflege bzw. der Heimabläufe ist dringlich anzustreben. Umfassende medizinische Behandlungspfade, begleitet von entsprechenden Betreuungs- und Pflegekonzepten sind hier zu fordern. Traurig stimmt bei einem mit hervorragenden Referenten und Diskutanten besetzten Workshop, dass viele Kenntnisse und Erfahrungen vorliegen, aber die Umsetzung auf sich warten lässt. Es ist sicherlich wichtig, dass die Gesundheitspolitik die Demenz als eine der größten Herausforderungen unserer zunehmenden „Altersgesellschaft" anerkennt, die gemeinsame Selbstverwaltung müsste aber zumindest die medizinische Versorgung – und dazu gehört auch die fachärztliche Versorgung – in den 9000 Pflegeheimen sichern.

Die Defizite in den Heimen stellen nicht primär ein politisches Problem dar; den Sicherstellungsauftrag für die medizinische Versorgung haben die Kassenärztlichen Vereinigungen.

Professor Dr. med. Ingo Füsgen

Herausgeber

Professor Dr. med. Ingo Füsgen
Geriatrische Kliniken Wuppertal
der Kliniken St. Antonius
Lehrstuhl für Geriatrie der
Universität Witten-Herdecke
Carnaper Str. 60
42283 Wuppertal

Dr. med. Johannes Hallauer
Leiter der Abteilung Gesundheit
Sozialministerium Mecklenburg-Vorpommern
Werderstr. 124
19055 Schwerin

Referenten des Workshops

Im Rahmen des interdisziplinären 20. Workshops führten Experten aus unterschiedlichen Bereichen einen fachübergreifenden Dialog zum Thema „Demenzbehandlung in Pflegeheimen – Wirklichkeit, Chancen und Grenzen".

Professor Dr. med. Johannes Kornhuber
Ärztlicher Direktor der Psychiatrischen und
Psychotherapeutischen Klinik,
Universität Erlangen-Nürnberg, Erlangen

Jochen Peter Scriba
Facharzt für Neurologie und Psychiatrie,
Krefeld

Christiana Mauel
Fachärztin für Psychiatrie und Psychotherapie,
Falkensee

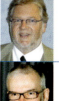

Dr. med. Johannes F. Hallauer
Leiter der Abteilung Gesundheit,
Sozialministerium Mecklenburg-Vorpommern, Schwerin

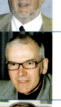

Dr. rer. oec. Peter Pick
Geschäftsführer Medizinischer Dienst der
Spitzenverbände der Krankenkassen,
Essen

Dr. med. Dipl.-Psych. Albrecht Egetmeyer
Facharzt für Psychiatrie und Psychotherapie
Ärztlicher Direktor Bezirkskrankenhaus,
Kempten

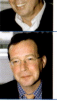

Henry Kotek
AOK Berlin – Die Gesundheitskasse
Leiter der Stabsstelle Unternehmensplanung
und Grundsatzfragen, Berlin

Impressum

© 2006 Zukunftsforum Demenz
Postfach 11 13 53
60048 Frankfurt am Main
E-Mail: zukunftsforum@demenz.de
www.zukunftsforum-demenz.de

Redaktion, Gestaltung und Produktion:
Medical Tribune Verlagsgesellschaft mbH
Wiesbaden

April 2006

Printed in Germany
ISBN 3-938748-02-8

Inhalt

Professor Dr. med. Johannes Kornhuber
Intervenieren, wo es möglich ist   11

Jochen Peter Scriba
Erfahrungen, Strategien, Hemmnisse   13

Christiana Mauel
Pflegekräfte weiterbilden,
Angehörige einbeziehen   23

Dr. med. Johannes F. Hallauer
Patienten sind unter- und fehlversorgt   31

Dr. rer. oec. Peter Pick
Neues Konzept, Demenz
wird ein Thema   39

Dr. med. Dipl.-Psych. Albrecht Egetmeyer
Institutsambulanzen
in der ambulanten Versorgung   45

Henry Kotek
Hohe Qualität, weniger Kosten   51

Versorgungsdefizite bestehen –
aber auch Wege zur Optimierung   59

Zukunftsforum Demenz   62

Das Zukunftsforum Demenz

hat sich zum Ziel gesetzt, die Versorgung der Demenzkranken in Deutschland zu verbessern, um ihnen möglichst lange ein würdevolles und – entsprechend ihren noch vorhandenen Fähigkeiten – erfülltes Leben zu ermöglichen. Daher auch das Motto des Zukunftsforums: „Für ein lebenswertes Morgen."

Alzheimer-Demenz

Intervenieren, wo es möglich ist

PROFESSOR DR. MED. JOHANNES KORNHUBER

Therapeutischer Nihilismus ist bei Alzheimer-Demenz verfehlt. Es stehen nicht nur wirksame Medikamente zur Verfügung, es gibt auch vermehrt Ansätze zu effektiver Prävention.

Moderne Antidementiva, wie sie auch in Therapieempfehlungen aufgeführt sind, haben im Gesamtkonzept der Demenzbehandlung einen wichtigen Stellenwert. Für die leichten bis mittleren Demenzstadien sind Acetylcholinesterase-Hemmer zugelassen. Im moderaten bis schweren Stadium der Alzheimer-Demenz, also den Stadien, in denen viele Patienten erst diagnostiziert werden, wird der NMDA-Rezeptorantagonist Memantine erfolgreich und leitliniengerecht eingesetzt

Die heute verfügbaren Antidementiva können jedoch die Erkrankung nicht heilen. Deshalb, und weil sich der Morbus Alzheimer schleichend während rund drei Jahrzehnten entwickelt, sollte schon im mittleren Lebensalter mit Präventionsmaßnahmen begonnen werden. Epidemiologische Studien zeigten, dass vaskuläre Risikofaktoren im mittleren Lebensalter bedeutsam für die Entwicklung einer später auftretenden Alzheimer-Demenz sind. Ratsam ist das Vermeiden von Hypercholesterinämie, Hyperhomocysteinämie, arterieller Hypertonie und Übergewicht. Auch geistige Aktivität, ausreichende Bewegung und ausgewogene Ernährung minimieren das Alzheimerrisiko. Auf den Speiseplan gehören reichlich Obst und Gemüse. Die Nahrung sollte genügend Vitamin E enthalten. Wegen des günstigen Effekts der Omega-3-Fettsäuren wird empfohlen, mindestens einmal wöchentlich Fisch zu verzehren; gesättigte und trans-ungesättigte Fette sind

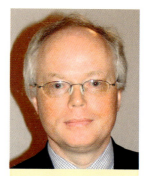

Prof. Dr. Johannes Kornhuber

zu meiden. Zur Palette der Risikofaktoren gehören auch Diabetes mellitus und Insulinresistenz.

Die Alzheimer-Demenz kann also nicht mehr als rein schicksalhaftes Leiden betrachtet werden. Es gibt Möglichkeiten, einem kognitiven Abbau gegenzusteuern – auch bei Hochbetagten!

Kassenärztliche Fachärzte versorgen
Heimbewohner mit Demenz

Erfahrungen, Strategien, Hemmnisse

JOCHEN PETER SCRIBA

Unsere neurologisch-psychiatrische Gemeinschaftspraxis versorgt 770 Patienten, die in Alten- und Pflegeheimen wohnen. Davon sind 682 Patienten an Demenz erkrankt. Derzeit betreuen wir 20 Heime. Wir besuchen jedes Heim etwa alle drei Wochen. Hier berichten wir über unsere Erfahrungen, Strategien und die Hindernisse, auf die wir stoßen.

Zunächst einige diagnosebezogene Daten, die unsere Praxisstruktur illustrieren: Im zweiten Quartal 2005 hatten wir 1500 Patienten (Fälle). Bei 750 Patienten, also exakt bei der Hälfte, war eine Demenz diagnostiziert worden – unabhängig von der Genese der Erkrankung und dem Aufenthaltsort der Patienten. Die Verteilung der verschiedenen Demenzformen bei den von uns versorgten Patienten entspricht ungefähr den in der Literatur beschriebenen Daten (Abbildung 1).

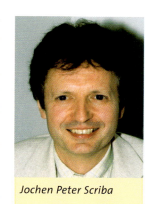

Jochen Peter Scriba

Unter den Patienten mit nicht näher bezeichneter Demenzform dürfte noch ein überwiegender Anteil von Patienten mit einer Alzheimer-Demenz sein. Hierzu gehören noch nicht ausdiagnostizierte Fälle, außerdem solche, bei denen wegen erheblicher Gebrechlichkeit oder mangelnder therapeutischer Konsequenzen auf eine weitere Diagnostik verzichtet wurde. Außerdem sind in der Gruppe mit nicht näher bezeichneter Demenzform auch Patienten, über deren Vorgeschichte und besonders über deren Krankengeschichte nichts zu erfahren war, so dass man nicht einmal auf den bisherigen

Verlauf zur Einschätzung der Diagnose zurückgreifen kann.

In Abbildung 1 finden sich keine Patienten mit Lewy-Body-Demenz. Die Gründe hierfür sind: Zum einen gibt es diese Diagnose leider immer noch nicht im ICD-10-System, nach dem wir verschlüsseln müssen. Zum anderen weist die überwiegende Zahl der neu zu behandelnden Patienten bereits eine mittelschwere bis schwere Demenz auf. In diesen Stadien ist eine Differenzierung kaum mehr möglich. Man kann davon ausgehen, dass sich bei den Demenzpatienten mit assoziiertem Parkinson-Syndrom eine größere Zahl von Patienten mit Lewy-Body-Demenz versteckt oder sich schließlich durch besonders ausgeprägte Nebenwirkungen – selbst unter atypischen Neuroleptika – demaskiert. In den letzten Jahren konnte bei einigen neuen Patienten, die frühzeitig in die

Diagnostizierte Demenzformen

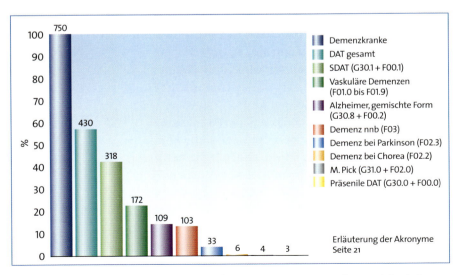

Abbildung 1: Verteilung der verschiedenen diagnostizierten Demenzformen (absolut).

Quelle: Praxis Scriba

Verordnungen		
Der Anteil an Generika beträgt 83,8 %		
Geordnet nach Umsatzstärke:		
	Praxis	Fachgruppe
Psychopharmaka	46,3 %	44,0 %
Antidementiva/Nootropika	15,4 %	3,7 %
Immunmodulatoren	14,6 %	20,9 %
Parkinsonmittel	14,2 %	13,1 %
Geordnet nach Verordnungshäufigkeit:		
	Orginalpräparate	
	Risperdal®, Axura®, Reminyl®, Aricept®, Seroquel®	
	Generika	
	Levodopa, Zopiclon, Melperon, Citalopram, Mirtazapin	

Tabelle 1: Arzneiverordnung in der Praxis Scriba im Vergleich zur Fachgruppe.

Quelle: Praxis Scriba

Praxis kamen, anhand von Symptomatik und Verlauf eine Lewy-Body-Demenz diagnostiziert werden.

Nicht so selten in unserer Praxis sind Patienten mit weiteren Diagnosen aus dem Bereich der hirnorganischen Psychosyndrome: leichte kognitive Störungen, ICD F06.7 (68 Fälle von 1500, Anteil 4,5 %) sowie Korsakow F10.6 (29 Fälle, 1,9 %). Wir führen bei Patienten mit leichter kognitiver Störung sowie bei den vielen Demenzkranken halbjährliche Verlaufskontrollen mit Hirnleistungstests durch. Als praktikable Tests für Praxiszwecke haben sich MMST (Mini-Mental-Status-Test), Uhrentest, SKT (Syndrom-Kurztest) und DemTect erwiesen.

77 % unserer Patienten sind Rentner, im Durchschnitt unserer Fachgruppe liegt der Rentneranteil nur bei 49 %. Entsprechend häufig betreuen wir Patienten mit weiteren neurologischen Alterserkrankungen wie primäre und sekundäre Parkin-

son-Syndrome (12,8 %), Hirninfarkte und deren Folgen (10,6 %). Zudem sind 7,5 % der Patienten an Epilepsie erkrankt mit der Untergruppe der symptomatischen Anfallsleiden, die im Rahmen der Hirninfarkte oder der Alzheimer-Erkrankung nicht selten auftreten.

Von unseren 1500 Patienten leben derzeit 770 (51,3 %) in Alten- und Pflegeheimen. Die Stadt Krefeld hat ca. 230 000 Einwohner. Es gibt derzeit 22 Heime mit etwa 1700 Bewohnern. 19 dieser Heime sowie ein weiteres im angrenzenden St. Tönis (Kreis Viersen) werden überwiegend durch unsere Gemeinschaftspraxis betreut.

Von den Heimbewohnern haben aktuell 682 (88,3 %) die Diagnose einer Demenz, davon 170 (22 %) Parkinson-Syndrome, oft demenzbegleitend, und 240 (31,1 %) depressive Störungen, ebenfalls überwiegend demenzbegleitend. Allerdings stellt die chronische Depression bei Alleinstehenden auch einen häufigen Grund für eine Heimaufnahme dar.

Wie sieht die Heimversorgung durch unsere Praxis aus?

Etwa alle drei Wochen führen wir Visiten in jedem der Heime durch. Daraus ergeben sich erhebliche Abweichungen im Vergleich zum Fachgruppendurchschnitt, der bekanntlich ein Maßstab für die Wirtschaftlichkeitsprüfung in der vertrags-

---

„Zukunftsmusik 1"

Verbesserungspotenzial in Heimen

mit Unterstützung durch Ärzte und Therapeuten (kurzfristige Möglichkeiten):

– Biografiearbeit
– Standardisierung demografischer Fakten (Kurzüberblick)
– Krankengeschichte verfolgen (Beginn? Verlauf?)
– Bei Aufnahme Vollmachten/Betreuungen beachten
– Patientenverfügungen publik machen
– Ärztliche Diagnosen überprüfen lassen
– Arzt-/Pflegepersonal-Kontakte besser dokumentieren
– Zusatztherapien besser dokumentieren (z.B. Heilmittel)
– Hilfsmittellisten vervollständigen
– ADL*-Skalen führen, z.B. Barthel, ggf. Bayer
– NPI*- angelehnte Symptombeschreibung
– Einfache Tests durchführen (MMST, Uhrentest)
– Ergänzung durch globale Beurteilungsskalen (GDS*: Ausmaß der Verschlechterung, CGI*: klinischer Gesamteindruck bezogen auf seelische Erkrankung)

* siehe Seite 21

Tabelle 2: Verbesserungsvorschläge für die Heimversorgung.

ärztlichen Versorgung ist: Bezüglich der Besuche liegen wir 770 % über dem Fachgruppenschnitt, bei Mitbesuchen (Visiten) 1485 %, bei Fremdanamnesen 360 % und 930 % in der kontinuierlichen Betreuung!

Um die Betreuung der Patienten in den Heimen gewährleisten zu können, entstehen Fehlzeiten in der Praxis. Das heißt: Einer der beiden Praxisinhaber ist an drei Vormittagen und an drei Nachmittagen unterwegs, der andere führt die Praxis. Etwa zehn Telefonate erfolgen täglich mit den Heimen zur Klärung dringender Fragen. Faxe mit Medikamentenbestellungen gehen fast kontinuierlich in unserer Praxis ein, die Rezepte werden von den Vertragsapotheken der Heime meist abgeholt. Überweisungsscheine der Hausärzte werden in der Regel in den Wohnbereichen gesammelt. Wir arbeiten fast ausschließlich auf Überweisung. Die Visitenvor- und nachbereitung erfordert die Arbeitskraft einer Vollzeit-Arzthelferin.

Die Visiten in den Heimen beginnen immer mit einem Informationsaustausch mit einer Fachkraft, wenn möglich mit der Wohnbereichsleitung. Da wir unsere Visiten vorher ankündigen, werden sie oft schon auf den Stationen vorbesprochen. Dies ist wegen der Zunahme der Gruppenpflege und der damit aufgeteilten Verantwortung auch erforderlich.

Anschließend besuchen wir die Patienten in ihren Zimmern. Wir führen eine Nachuntersuchung durch, um den ärztlichen Eindruck mit dem des Pflegepersonals abzugleichen. Wir gehen ohne Pflegepersonal zum Patienten; einerseits, um die Intimsphäre der Arzt-Patienten-Beziehung

---

„Zukunftsmusik 2" – Zusammenlegung von Kranken- und Pflegeversicherung

Verbesserung der ärztlichen Versorgung:

- Demenz als eine neurologische und psychiatrische Erkrankung anerkennen
- Sicherung der fachärztlichen Diagnostik, Versorgung und Therapie
- Erhalt und Förderung der gemischten haus- und fachärztlichen Versorgungsstrukturen
- Modell Deutschland: niedergelassene Fachärzte behalten
- In Ballungsgebieten Facharztversorgung auch längerfristig ermöglichen
- Integrierte Versorgung bei chronischen und sich zwangsläufig verschlechternden Krankheitsbildern – Beispiel Demenz – implementieren
- Sicherung von Qualität, Verzahnung der Versorgung, keine Übernahme des Morbiditätsrisikos ärztlicherseits

Tabelle 3: Vorschläge für die Zukunft der ärztlichen Versorgung von Heimbewohnern.

> Die flächendeckende Versorgung von dementen Heimbewohnern durch niedergelassene Fachärzte – speziell durch Nervenärzte – weist erhebliche Lücken und Defizite auf. Das hat die im September 2005 veröffentlichte Studie zur ärztlichen Versorgung in Pflegeheimen (SÄVIP*) deutlich gemacht. Dabei ist die medizinische Versorgung durch niedergelassene Fachärzte, die zur vertragsärztlichen Versorgung zugelassen sind, durchaus möglich – allerdings nur eingeschränkt, wenn der Arzt als Einzelkämpfer praktiziert.
>
> * siehe Seite 21

zu wahren, andererseits, um den Zeitaufwand für das Pflegepersonal nicht übermäßig zu strapazieren. Schließlich erfolgt erneut ein kurzes Treffen mit der Heim-Fachkraft, um erforderliche Änderungen in der Therapie vorzunehmen.

Begleitende Aufgaben der Visiten sind: Beruhigung der Situation durch Ernstnehmen der Beschwerden des Pflegepersonals, aber auch Relativierung der Bedeutung von Verhaltensstörungen, insbesondere bei Demenzpatienten, durch immer wiederkehrende Aufklärung über das Krankheitsbild und auch durch Hinweise auf spezifische biografische Daten der Patienten. Je höher das Krankheitsverständnis beim Pflegepersonal ist, desto besser kann das Pflegepersonal mit Verhaltensstörungen umgehen. Ausdauer und Geduld lassen sich so steigern.

Wichtig ist auch, die Pflegekräfte dahin gehend zu schulen, dass sie Symptome präzise beschreiben und nicht nur „Unruhe" als zentrales Schlagwort angeben. Ebenso vorteilhaft ist es, Phantasie im Umgang mit den Betroffenen zu fördern und den Humor nicht zu vergessen. Vorträge für Pflegepersonal und/oder Angehörige erleichtern nach unseren Erfahrungen auf längere Sicht die ärztliche Arbeit, obwohl dies zunächst eine zusätzliche Arbeitsbelastung bedeutet.

Schulung der Pflegekräfte kann Therapie optimieren

In letzter Zeit suchen Angehörige zunehmend selbst Kontakt zu unserer Gemeinschaftspraxis, nachdem sich die Angehörigenarbeit der Heime verstärkt hat. Mit der Zeit sollten zudem die Pflegefachkräfte in den Heimen vermehrt in die Lage versetzt werden, einfache Tests wie MMST, Uhrentest oder ADL-Skalen (Aktivitäten des täglichen Lebens) sowie den Barthel-Index selbst anzuwenden oder sogar Symptome nach dem neuropsychiatrischen Inventar (NPI) einzuordnen.

An Strategien, dies zu fördern und zu verbessern, arbeiten wir derzeit noch. Wenn das gelingt, könnte es dazu führen, Demenzkranke früher als bisher spezifisch antidementiv zu behandeln – bevor Verhaltensstörungen und Störungen des Affekts Zusatzbehandlungen erforderlich machen. Heute wird der Nervenarzt oft erst dann hinzugezogen, wenn der Patient stark auffällig wird. Tatsächlich müsste dies viel früher geschehen, etwa bereits dann, wenn kognitive Störungen erkennbar werden.

Die Arzneimitteltherapie spielt bei der Behandlung unserer überdurchschnittlich alten Patienten und insbesondere auf Grund unserer vielen Demenzkranken eine zentrale Rolle. Oftmals führt sie neben verbesserter Alltagsaktivität auch zur Entlastung der Pflegekräfte.

> Notabene: Aus unserer Sicht ist für die Qualität der Diagnostik und die häufig kombinierte Behandlungserfordernis neurologischer und psychiatrischer Symptome die als überholt betrachtete Doppel-Facharztausbildung Neurologie und Psychiatrie von großem Vorteil.

Grenzen der fachärztlichen Versorgung

Die am häufigsten eingesetzten Originalpräparate in unserer Praxis sind Risperdal®, Axura®, Reminyl® Aricept® und Seroquel®. Die Verordnung von Antidementiva/Nootropika liegt bei uns mit 15,4 % mehr als viermal höher als im Fachgruppenschnitt (Tabelle 1). Hinzu kommt, dass wir auch sehr viele Heil- und Hilfsmittel verordnen – z.B. Krankengymnastik, Ergotherapie, Logopädie, „individuelle" Rollstühle, Rollatoren.

Die Grenzen der fachärztlichen Versorgung von Patienten, die in Pflege- und Altenheimen wohnen, ergeben sich aus zahlreichen Faktoren:
- Erreichen der Belastungsgrenze in der Praxis,
- Begrenzung der Arznei-Verordnungsmöglichkeiten durch Richtgrößen – pro Rentner und Quartal in Nordrhein 113,78 Euro,
- unzureichende Vergütung durch zu kleinen Fachgruppenhonorartopf und starres Individualbudget (seit 1999 ohne Erhöhung). Wir erledigen etwa 30 % der Heimversorgung praktisch ohne Vergütung.

- Unverständnis und Geldmangel oder Unwillen bei Angehörigen.
- Zunehmende Bürokratisierung durch Berichte, Anträge und vor allem Widersprüche. So lehnen die Kassen beispielsweise praktisch jeden Antrag auf Verordnung eines Rollstuhls im ersten Anlauf ab.
- Personalmangel im Heim, insbesondere an Fachkräften. Zunehmend werden auch für die Pflege unqualifizierte 1-Euro-Jobber in Heimen eingesetzt.
- Unzureichende Betreuungsstrategien oder Ausstattung der Heime.
- Veränderungen der Medikation durch Klinikaufenthalte ohne Absprache oder Einholung von Informationen (Medizinische Kliniken, Nervenkliniken) – also ohne Kenntnis der langjährigen Vorgeschichte und der Beweggründe für eingeschlagene Therapiestrategien. Ein erhebliches Problem, das durch fehlende Verzahnung und Kooperation verursacht wird.

In Krefeld jedenfalls gibt es keine Konkurrenz zwischen Hausarzt und Facharzt. Die Hausärzte beschäftigen sich im Rahmen der dargestellten Versorgung vorwiegend mit internistischen und chirurgischen Krankheitsbildern, lassen den Nervenärzten freie Hand, sparen aber dadurch auch die Verordnung entsprechend notwendiger Medikamente.

Verantwortung muss endlich wahrgenommen werden

Aus diesem kurzen Problemaufriss ergeben sich umgekehrt unsere Wünsche hinsichtlich dessen, was sich an der Heimversorgung und an der ärztlichen Versorgung der Heimbewohner verbessern müsste. Diese „Zukunftsmusiken", die kurz- und mittelfristig realisiert werden könnten, sind zusammengefasst in den Tabellen 2 und 3 dargestellt.

Vieles konnte in diesen Ausführungen nur angeschnitten werden. Sorgen um die Zukunft bereits praktizierter und praktikabler Modelle im kassenärztlichen Versorgungssystem sind auch weiterhin angebracht. Hier hat sich seit dem

12. Workshop des „Zukunftsforum Demenz" im März 2004 in Geisenheim, wo ich erstmals über unsere Tätigkeit berichtete, leider nichts bewegt.

Trotzdem müssen die Verbesserungsmöglichkeiten weiterhin aufgegriffen und verbreitet werden – vor allem muss versucht werden, sie durchzusetzen. Die Demenz und ihre Folgen werden für unsere Gesellschaft ein zunehmendes Problem und sind schon heute eine Herausforderung. Davor können sich die Verantwortlichen im Gesundheitssystem und in der Politik nicht drücken.

Johannes F. Hallauer, Christel Bienstein, Ursula Lehr, Hannelore Rönsch: SÄVIP – Studie zur ärztlichen Versorgung in Pflegeheimen, Hannover 2005, Vincentz Network Marketung Service

Akronyme

ADL (Activities of Daily Living) = Aktivitäten des täglichen Lebens

CGI (Clinical Global Impression) = klinisches Globalurteil

GDS (Global Detorioration Scale) = globale Verschlechterungsskala

DAT = Demenz vom Alzheimer-Typ

nnb = nicht näher bezeichnet

NPI (Neuropsychiatric Inventory) = Neuropsychiatrisches Inventar

SDAT = Senile Demenz vom Alzheimer-Typ

Optimierung der neurologisch-
psychiatrischen Versorgung in Heimen

Pflegekräfte weiterbilden, Angehörige einbeziehen

CHRISTIANA MAUEL

Das einfache Erfolgsgeheimnis einer möglichst optimalen Versorgung von Patienten in Heimen ist die Fort- und Weiterbildung der Pflegekräfte, der Einsatz von mehr Pflegefachkräften in den Heimen sowie der Aufbau stabiler Kooperationen mit versierten Fachärzten. So werden die ohnehin knappen Ressourcen nicht vergeudet.

Medizinische Begriffe sind in aller Munde und werden geradezu inflationär gebraucht. Auch als Mediziner ist man oft irritiert und fragt sich, was eigentlich genau mit den jeweils verwendeten Begriffen gemeint ist. So ist dement nicht immer dement, sondern könnte auch debil, bradyphren oder residualsymptomatisch sein. Was also bedeutet eigentlich Demenz, Alzheimer-Erkrankung, Involution, Parkinson oder kognitiver Abbauprozess?

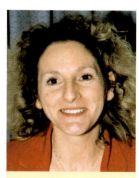

Christiana Mauel

Noch größer ist die Verwirrung bei Pflege- und Pflegefachkräften – vor allem, wenn keine Möglichkeit zur Weiter- und Fortbildung gegeben ist. Diese aber ist zwingend, um die verschiedenen Alterserkrankungen zu identifizieren und abzugrenzen, Symptome richtig einzuordnen und spezifische Unterschiede bei verschiedenen Personen zu erkennen. Unbedingt notwendig ist also ein klares diagnostisches Verständnis, welches Alterserkrankungen gegeneinander abgrenzt, von Ursachen der Entstehung weiß und Beobachtungen nachvollziehbar darstellt.

Regelmäßige Fortbildungen können im Pflegeheim durch einen Facharzt angeboten werden. So ergibt sich auch die

Möglichkeit, bestimmte Erkrankungen am konkreten Heimbewohner (als Fallbeispiel) aufzuzeigen und für die Pflege- und Pflegefachkräfte anschaulich und einprägsam darzustellen. Wenn dem Pflegepersonal erst einmal die Ursachen und der Verlauf einer Erkrankung verständlich erläutert wurden, kann auch erklärt werden, warum verschiedene Medikamente zur Behandlung von Alterserkrankungen notwendig sind.

Dabei geht es nicht nur um die Vermittlung von pharmakologischen Grundkenntnissen. Selbstverständlich ist es auch notwendig, dass Pflegefachkräfte in der gezielten und angeleiteten Patientenbeobachtung sicher zwischen der Wirkung von Medikamenten, möglichen Nebenwirkungen und persönlichkeitsbedingten Verhaltensweisen unterscheiden können. So werden auch die Pflegenden in die medizinische Betreuung einbezogen und fühlen sich verantwortlich.

> **These 1**
> Fortbildung der Pflegekräfte ist notwendig.

Der Umgang der Pflege- und Pflegefachkräfte mit den Heimbewohnern wird sich nach solchen Fort- und Weiterbildungen ebenfalls verändern, da nun Eigenarten der jeweiligen Heimbewohner, aber auch spezifische Krankheitssymptome als solche erkannt werden und besser einzuordnen und zu akzeptieren sind. Wer schon mal einem Patienten mit einer Pick'schen Erkrankung begegnet ist, weiß, was ich meine: Das Verständnis für Symptome wie Aphasie und Apraxie wird gefördert und erleichtert in Zukunft den Umgang mit dem Patienten.

Gerade in der Ausbildung der Pflegekräfte und vor allem in der gezielten Weiterbildung erfahrener Pflegefachkräfte besteht eine große Chance, mit relativ geringen Mitteln und überschaubarem Aufwand an der Schnittstelle zwischen Patient und Arzt die Versorgung zu optimieren.

Einbeziehung der Familie hilft

Die Entscheidung, ein Familienmitglied in die Obhut eines Pflegeheimes zu geben, fällt schwer. Oft werden Familienangehörige geplagt von Gefühlen des Versagens und verlagern ihre Schuldgefühle über ihr eigenes Verhalten, indem sie diese auf die Pflegenden projizieren. Es herrscht große Verunsicherung bei Familienmitgliedern oder Betreuern, Unkenntnis und Angst, dass der alte Mensch schlecht versorgt werden könnte.

Im ersten Kontakt zwischen Angehörigen und Pflegekräften kristallisiert sich meist heraus, was für die betreffende Familie besonders wichtig ist, welche Erwartungen an das Pflegeheim gestellt werden und ob Missverständnisse schon zu Beginn aus dem Weg geräumt werden können. Angehörige oder Betreuer erhalten die Möglichkeit, Ängste zu äußern, eventuell auch ihre grundsätzlichen Bedenken gegen die Unterbringung in einem Pflegeheim zu erläutern.

Biografiekenntnisse beeinflussen Pflegequalität

Gerade zu Beginn des Aufenthaltes in einem Pflegeheim sind Informationen aus dem bisherigen Lebensumfeld des alten Menschen nützlich, ja unverzichtbar. In solchen Gesprächen lässt sich zum Beispiel nachvollziehen, in welcher Geschwindigkeit sich Krankheitssymptome oder der kognitive Abbau entwickelt haben. So können Vermutungen über das mögliche Fortschreiten der Erkrankung angestellt werden. Auch werden die Lebensumstände des Bewohners und seiner Familie deutlich, was für die Betreuung im Heim wichtig ist. Denn: Ohne biografische Informationen über den Patienten ist eine gute Betreuung nicht möglich.

> **These 2**
> Einbeziehung der Familie ermöglicht gute Betreuung.

Nie wieder wird der Kontakt zwischen Pflegekräften und Angehörigen so intensiv und prägend für den Aufenthalt des Heimbewohners sein wie in den ersten Gesprächen. Hier wird der Grundstein für eine gute und verständnisvolle Zusammenarbeit gelegt und gegenseitiges Vertrauen geweckt. Angehörige müssen sich sicher sein können, dass ihr Familienmitglied bedenkenlos in der Obhut des Heimes verbleiben kann. Diese Sicherheit von Angehörigen wird sich auch auf den neuen Heimbewohner positiv auswirken und den Einstieg in die Heimgemeinschaft erleichtern.

Selbsthilfe- oder Angehörigengruppen bieten auch in diesem Bereich die Möglichkeit, die Zusammenarbeit zu verbessern und auf beiden Seiten mehr Verständnis für das Machbare und das Wünschenswerte zu schaffen. Angehörige und Pflegende profitieren von engen Kontakten und regelmäßigen Treffen, da so die sozialen Bindungen der Heimbewohner so weit wie möglich aufrechterhalten werden und die Familie in die Pflege mit einbezogen werden kann.

Der Facharzt als „Heimarzt" wäre wünschenswert

Für die Pflegenden bedeutet die kontinuierliche Bindung eines Facharztes an ein Pflegeheim die Klarheit und Sicherheit, einen Ansprechpartner zu haben. So kann der Facharzt zum „Heimarzt" werden. Regelmäßige gemeinsame Besprechungen und Visiten bei den Patienten gehören dazu. Hier können klassische Zustandsbilder wie Unruhe, Schlafstörungen, Verwirrtheitszustände und aggressives Verhalten angesprochen werden, um zu klären, inwieweit diese Zustände eher einen internistischen oder einen neurologisch-psychiatrischen Hintergrund haben. Hinzu kommt: Beobachtungen der Patienten durch die Pflegekräfte in ihrer täglichen Arbeit gehen nicht verloren, da sie direkt und unbürokratisch mitgeteilt werden können.

Pharmakologische Aspekte berücksichtigen

Fehlmedikationen können durch versierte Fachärzte deutlich eingedämmt werden. Dies bedeutet, dass nicht mehr viele unspezifische Medikamente, die sich gegenseitig in ihrer Wirkung behindern, verstärken oder auch aufheben, verordnet werden, sondern dass die medikamentöse Behandlung in den Händen eines Facharztes liegt, der alle Vor- und Nachteile abwägt. Die z.B. neurologische Medikation kann so auf die internistischen Erkrankungen, welche die meisten Menschen in diesem Alter aufweisen, abgestimmt werden und pharmakologischen Komplikationen wird vorgebeugt.

Durchschnittlich stellen Hausärzte bei alten Menschen fünf bis sieben verschiedene Diagnosen und verordnen sechs regelmäßig einzunehmende Medikamente. Die häufigsten Diagnosen sind Diabetes mellitus, hirnorganisches Psychosyndrom, Herzinsuffizienz, Herzinfarkt, Schlaganfall, Harn- und Stuhlinkontinenz sowie Orientierungsstörung.

Auch Maßnahmen im Sinne von antidementiver oder gezielter Schmerzbehandlung sind möglich, wenn die Diagnosen im Heim gestellt und die Patienten auch vor Ort ambulant behandelt werden. Hinzu kommt: Sedierte Heimbewohner, die Dekubiti entwickeln, mit Windeln versorgt werden müssen und nicht selbstständig essen können, weil sie neuroleptisch fehlversorgt sind, erleiden eine schwere Beeinträchtigung der Lebensqualität und belasten Pflegekräfte physisch und psychisch.

> **These 3**
> Betreuung der Bewohner eines Pflegeheimes durch einen „Heim"-Facharzt optimiert die Behandlung.

Selbstständigkeit möglichst lange erhalten

Durch fachärztliche Unterstützung und z.B. adäquate Demenztherapie kann eine bessere Lebensqualität der Patienten länger gewährleistet werden. Bleiben Selbstständigkeit, Mobilität, Kognition und Vigilanz länger erhalten, erleichtert dies die Pflege. Alle, die in diesem Bereich tätig sind, fordern dringend, die Versorgung zu optimieren und eine für alle Seiten akzeptable und finanzierbare Lösung der bestehenden Probleme im Bereich Pflege, Therapie und Kommunikation zu finden. In diesem diffizilen Feld ist ein spezialisierter Heimarzt Gold wert.

Pflegeaufwand und Pflegeintensität nehmen mit fortschreitendem Alter der Patienten zu. Deshalb fordern Experten auch, dass nicht wie bisher etwa 50, sondern 70 % der Pflegenden in den Heimen qualifizierte Fachkräfte sein müssten.

Kooperation durch Fallbesprechungen mit dem Heimarzt

Fallbesprechungen sind zentraler Bestandteil der Zusammenarbeit zwischen Pflegekräften und Facharzt. Am Beispiel einzelner Heimbewohner können gemeinsam spezifische Krankheitsbilder und medikamentöse Behandlung sowie rehabilitative Interventionsmöglichkeiten erarbeitet werden. Die Kooperation mit einem versierten Facharzt, der sowohl mit den Heimbewohnern als auch mit den Strukturen in einem Pflegeheim vertraut ist, ist Voraussetzung für eine optimale Versorgung.

> **These 4**
> Regelmäßige Fallbesprechungen zwischen Pflegenden und Heimarzt sind unverzichtbarer Bestandteil der Kooperation.

Der Facharzt hat die medizinischen Fäden in der Hand und setzt sich – im Rahmen seines Fachgebietes und in Kooperation mit dem Hausarzt – ganzheitlich mit der Versorgung auseinander. Nicht zu unterschätzen ist dabei auch, dass sich die Pflegenden ernst genommen fühlen, ihre Beobachtungen aufgegriffen werden und wichtige Informationen aus der Pflege für den betreuenden Facharzt nicht verloren gehen.

Pflegekräfte müssen also auch in die medizinische Versorgung von Heimbewohnern mit einbezogen werden, da sie ein wichtiges Bindeglied zwischen Heimbewohner und Facharzt darstellen. Vernachlässigt der betreuende Arzt diese Komponente, so führt dieses Verhalten bei den Pflegenden oftmals zu Frustration und Rückzug aus der medizinischen Pflege. Für den Arzt ist dann ein wichtiger Informationsweg versperrt.

Modellprojekte zeigen Einsparpotenzial

Einzelne Heime in Bayern (wie der Geriatrische Praxisverbund) und die AOK Berlin haben Versuche zur optimierten Versorgung von Heimbewohnern mit einem täglich anwesenden Arzt organisiert. Die positiven Ergebnisse erstaunen nicht, da die Defizite seit langem bekannt sind. Gleichzeitig rechnet die AOK Berlin vor, dass durch diese Initiative in einem Heim in Berlin 30 Mio. Euro jährlich eingespart werden könnten, in allen Heimen in Berlin hochgerechnet bis zu 600 Mio. Euro, wenn sich dieses Modell durchsetzen würde. Bei diesen Kosteneinsparungen geht es vor allem um Ausgaben für Krankenhausbehandlungen, Krankentransporte und Arzneimittel. Ob sich das Einsparungspotenzial wirklich in der von der AOK vorgerechneten Größenordnung bewegt, bleibt dahingestellt.

Einzelne Heime bezahlen aus eigener Tasche einen beratenden Facharzt, der nicht nur die Bewohner behandelt, sondern auch für regelmäßige Fallbesprechungen mit den Pflegekräften vor Ort zur Verfügung steht. Solche Einrichtungen berichten über eine positive Resonanz bei Patienten, Pflegekräften und Angehörigen der Heimbewohner. Fehlmedikationen werden drastisch eingeschränkt und Nebenwirkungen in der Arzneitherapie treten in geringerem Maße auf als in Heimen ohne solche fachärztliche Kompetenz.

Darüber hinaus ist der Ausbildungsstand der Pflege- und Pflegefachkräfte in diesen Heimen besser als im Durchschnitt. Zudem gestaltet sich die Zusammenarbeit mit Angehörigen und Betreuern effektiver und entspannter als in Heimen ohne kontinuierliche fachärztliche Unterstützung.

Medikation von Heimbewohnern mit Demenz
Patienten sind unter- und fehlversorgt

Dr. med. Johannes F. Hallauer

Eine neue Feldstudie bestätigte, was schon länger vermutet wird: In Pflegeheimen werden Demenzkranke in erster Linie mit Psychopharmaka behandelt. Das ist eine Fehlversorgung und Unterversorgung zugleich. Unterversorgung deshalb, weil viel zu wenig Demenzkranke moderne Antidementiva erhalten.

Die Felduntersuchung wurde im Februar/März 2005 durchgeführt. Es handelt sich um eine anonyme Befragung in 23 stationären Pflegeeinrichtungen.

Die angesprochenen Pflegedienstleitungen machten in dem Fragebogen Angaben zur Einschätzung der Demenzprävalenz in ihren Einrichtungen sowie zur Medikation mit Antidementiva und Psychopharmaka, zur Anzahl der Patienten mit Medikation, Art der Medikation, Zahl der Arzneimittel pro Patient etc. Es handelt sich um eine Zufallsstichprobe, deren Ergebnisse nicht den Anspruch erheben, repräsentativ zu sein.

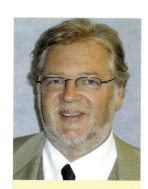

Dr. Johannes F. Hallauer

Von den insgesamt 1571 Bewohnern in den befragten Heimen schätzten die Pflegedienstleitungen 682 Personen als demenzkrank ein, aber nur 457 von ihnen bekommen eine entsprechende Medikation (Abbildung 2). Die genannte Zahl der Bewohner mit Demenz liegt mit durchschnittlich 43 % deutlich unter den empirisch erhobenen Durchschnittswerten für Heime in Deutschland. Die Durchschnittswerte legen nahe, dass fast zwei Drittel der Heimbewohner von Demenz betroffen sind. Es dürfte also eine zu geringe Einschätzung der Demenzprävalenz durch die befragten Pflegedienstleitungen vorliegen.

In einigen Pflegeheimen wird der Anteil der Bewohner mit Demenzerkrankungen sogar auffällig niedrig mit lediglich 10 bis 20 % angegeben. Auf eine Unterschätzung der Demenzprävalenz deutet auch hin, dass in einigen Heimen die Zahl der von Demenz betroffenen Bewohner identisch angegeben wird mit der Zahl der Bewohner, die Medikamente erhalten – wahrscheinlich werden nur die behandelten Bewohner auch als demenzkrank eingestuft (Abbildung 3).

Unterversorgung mit Antidementiva eklatant

Welche Arzneimittel bekommen nun die als dement eingestuften Patienten nach Auskunft der Pflegedienstleitungen? Zunächst wurde nach der Verordnung von Antide-

Antidementive Medikation bei demenzkranken Heimbewohnern

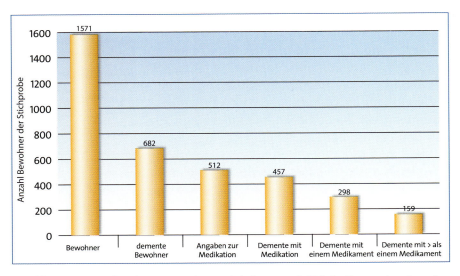

Abbildung 2: Die Stichproben-Auswertung zeigt, dass nur ein Teil der Demenzkranken eine antidementive Medikation erhält.

mentiva gefragt und dabei wurden vier Wirkstoffgruppen vorgegeben: Acetylcholinesterasehemmer (AChE-Hemmer), der NMDA(N-Methyl-D-Aspartat)-Antagonist Memantine, Ginkgo-Präparate sowie Piracetam.

Das ernüchternde Ergebnis lautet: Mehr als 85 % der erkannten und behandelten Bewohner mit Demenz erfahren nach Auskunft der Heime keinerlei spezifische antidementive medikamentöse Therapie. Nur ca. 13 % der als dement eingestuften Patienten werden mit modernen Antidementiva versorgt, wobei die alleinige Gabe von Memantine mit 6,78 % an der Spitze liegt, gefolgt von AChE-Hemmern mit 5,25 % (Abbildung 4).

Fast 47 % der Demenzkranken, denen überhaupt Antidementiva verordnet werden, erhalten Memantine, die einzige Substanz, die zur Behandlung der moderaten bis schweren Alzheimer-Demenz zugelassen ist. Mit einem Anteil von

Demenz-Behandlung

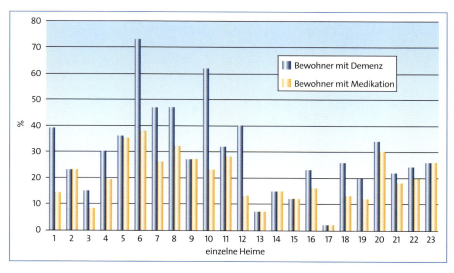

Abbildung 3: Der prozentuale Anteil der an Demenz erkrankten Heimbewohner im Vergleich zum Anteil der medikamentös therapierten Demenzkranken deutet auf Unterversorgung hin.

insgesamt rund 85 % von den bei nur knapp 13 % der Patienten eingesetzten Antidementiva dominieren zwar die Evidenz-basierten, von der Arzneimittelkommission der deutschen Ärzteschaft und der Deutschen Gesellschaft für Neurologie empfohlenen Präparate. Dennoch: Die Unterversorgung ist eklatant, da nur etwa 13 % der 457 als dement eingeschätzten Bewohner diese erhalten. Bezogen auf die Gesamtzahl der 682 von den Pflegeheimen als dement eingestuften Heimbewohner ist der Grad der Unterversorgung sogar noch größer. Hinzu kommt, dass der Anteil der Demenzkranken in diesen Heimen wahrscheinlich unterschätzt wird.

In den befragten 23 Pflegeheimen spielt die Behandlung mit Antidementiva also eine geradezu marginale Rolle. Die dem Stand der Medizin entsprechenden Empfehlungen zur Therapie der Demenz sind entweder nicht bekannt oder werden weitestgehend ignoriert.

Antidementiva-Verordnungen unzureichend

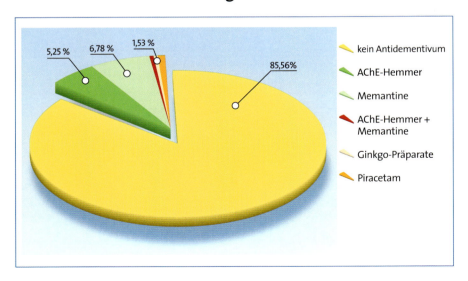

Abbildung 4: Verteilung der Antidementiva-Verordnungen auf die Gesamtstichprobe von 457 Patienten.

Fehlversorgung mit Psychopharmaka

Nur 7,9 % der von Demenz betroffenen Heimbewohner werden ausschließlich mit Antidementiva behandelt – aber 85,6 % ausschließlich mit Psychopharmaka. Dies stellt eine erhebliche Fehlversorgung dar. Insgesamt erhalten 92 % der Demenzpatienten Psychopharmaka – 28,2 % sogar zwei oder mehrere gleichzeitig.

Die genauere Aufschlüsselung der Daten zeigt auch, dass bei der Verordnung von Neuroleptika niedrigpotente und zum Teil hochpotente Präparate den atypischen Neuroleptika vorgezogen werden, obwohl in den Therapieempfehlungen zum Einsatz von Neuroleptika genau das Gegenteil steht (Abbildung 5). Inwieweit die Verordnung von Antidepressiva und anderen Psychopharmaka in den stationären Pflegeeinrichtungen angemessen ist, kann durch diese

Psychopharmaka-Verordnungen

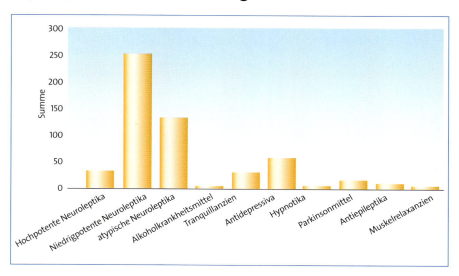

Abbildung 5: Verteilung der Psychopharmaka-Verordnungen der Gesamtstichprobe auf zehn Substanzgruppen.

Verordnungsprofile der fünf „best practise"-Heime

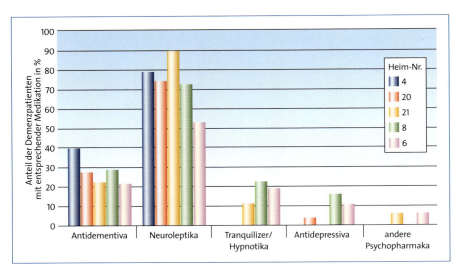

Abbildung 6: Bei Einsatz von Antidementiva zeigt sich ein geringerer Neuroleptika-Einsatz.

Verordnungsprofile der fünf „worst practise"-Heime

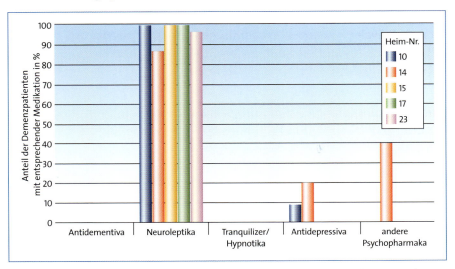

Abbildung 7: In den „worst practise"-Heimen findet praktisch keine Antidementivatherapie, aber eine ausgeprägte Neuroleptika-Therapie statt.

Felduntersuchung allerdings nicht beurteilt werden. Stellt man die Pflegeeinrichtungen mit der vergleichsweise „best practise" jenen mit der „worst practise" gegenüber, ergibt sich zudem, dass in Einrichtungen mit positivem – also breiterem – Antidementiva-Einsatz weniger Neuroleptika verordnet werden (Abbildungen 6 und 7). Die Korrelation ist mit -0.337 hochsignifikant. Dieser Zusammenhang zeigt sich auch für die mittlere Verordnungsfrequenz von Neuroleptika: Bei positivem Antidementiva-Einsatz werden 0,47 Neuroleptika zusätzlich verabreicht, ohne Antidementiva dagegen 1,04 Neuroleptika pro Bewohner.

Fazit: Die vorgestellte Erhebung konstatiert eine fast durchgängige massive Unterversorgung der betroffenen Heimbewohner mit Antidementiva und eine erhebliche Fehlversorgung mit Psychopharmaka. Die überwiegende Behandlung mit niedrigpotenten Neuroleptika entspricht nicht den aktuellen Empfehlungen. In der Demenzbehandlung erscheinen trotz vorliegender Therapieempfehlungen und anerkannter Wirksamkeitsnachweise der Antidementiva die Möglichkeiten therapeutischer Intervention nicht ausgeschöpft.

Die Wahrnehmung der Demenzerkrankung liegt weit unter ihrer Prävalenz. Welche therapeutischen Erfolge könnten mit Antidementiva erzielt werden? Dies zeigt stellvertretend für viele Demenzkranke eine Kasuistik auf Seite 38.

Dr. Hallauer ist seit September 2005 Leiter der Gesundheitsabteilung im Sozialministerium Mecklenburg-Vorpommern. Die hier vorgestellte Untersuchung wurde vor Aufnahme dieser Tätigkeit abgeschlossen.

Fallbeispiel

■ Anamnese

Herr U. lebt im Pflegeheim und war dort bis dato weitgehend selbstständig. Das Personal soll aber im Moment große Schwierigkeiten im Umgang mit ihm haben. Herr U. ist verwirrt und unruhig vorgefunden worden. Er klagt über eine Schwäche in den Beinen sowie über Schmerzen überall.

Befund und Diagnose
■ Psychiatrischer Befund

Der Patient ist weder örtlich noch zeitlich orientiert. Er wirkt sehr unruhig. Neuropsychologische Testverfahren konnten zum Untersuchungszeitpunkt nicht durchgeführt werden.

■ Diagnose

Demenz (Mischform), eingeschränkte Nierenfunktion

■ Therapie mit Memantine

Der Patient erhielt Memantine (Axura®) nach folgendem Einnahmeschema: Die ersten drei Tage 1/2-0-0-0, die folgenden drei Tage 1/2-0-1/2-0, ab der zweiten Behandlungswoche 1-0-1/2-0.

■ Verlauf

Bereits nach einer Woche Therapie mit Memantine hat sich der Zustand des Patienten gebessert, nach 14 Tagen war eine deutliche Besserung erkennbar. Nach einem Monat war der Patient wieder allseits orientiert.

■ Fazit:

Therapieziel war die Wiederherstellung des vorherigen Zustandes mit vollständiger und allseitiger Orientierung des Patienten sowie seine Selbstständigkeit im Heim. Das Pflegepersonal war mit dem Behandlungsergebnis ebenfalls vollauf zufrieden.

Fall aus der Praxis; Dokumentation Merz Pharmaceuticals, 2005

Medizinischer Dienst untersuchte Pflegequalität

Neues Konzept, Demenz wird ein Thema

DR. RER. OEC. PETER PICK

Bis Ende 2004 haben Mitarbeiter des Medizinischen Dienstes der Krankenkassen (MDK) insgesamt 13 213 Einrichtungen der stationären Pflege vor Ort geprüft. Über 72 % aller Pflegeheime hatten schon einmal Besuch vom MDK. Der erste „Qualitätsbericht Pflege" mit umfassenden Auswertungen der Ergebnisse liegt vor*(siehe Seite 43). Das Prüfkonzept wird jetzt weiterentwickelt – nicht zuletzt, um die Versorgungsbedürfnisse der Demenzkranken bei der Qualitätsprüfung besser als bisher zu berücksichtigen.

Demenzkranke sind eine Kerngruppe der Pflegebedürftigen. Dies gilt sowohl für die stationäre als auch für die ambulante Pflege und der MDK ist für die externen Qualitätsprüfungen in beiden Bereichen zuständig. Die Beurteilung der Pflegequalität und deren Weiterentwicklung in Pflegeheimen ist für Menschen mit Demenz in diesen Einrichtungen ebenso von zentraler Bedeutung wie für die Heimträger, Pflegedienstleitungen und Pflegefachkräfte.

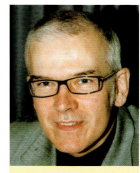

Dr. Peter Pick

Der im November vergangenen Jahres vorgelegte erste Bericht zur Pflegequalität – Herausgeber war der Medizinische Dienst der Krankenkassen-Spitzenverbände (MDS) – bezieht sich auf die Prüfungen im Jahr 2003. Dazu gehören Stichprobenprüfungen, anlassbezogene Einzelprüfungen sowie Evaluationsprüfungen. Gesetzliche Grundlage für den Report, der in zwei Jahren neu aufgelegt wird, ist § 118 Abs. 4 Sozialgesetzbuch (SGB) XI.

Die Ergebnisse der MDS-Dokumentation illustrieren, dass – bezogen auf die Ergebnisqualität – eine deutliche Mehrheit der „begutachteten" Heimbewohner auf einem angemessenen Niveau gepflegt wird. So lag in der stationären Pflege der Anteil der Personen mit einem angemessenen Pflegezustand bei 83 %. Bei 17 % der Pflegebedürftigen war die Versorgungssituation demnach unzureichend und ist damit deutlich verbesserungsbedürftig: Es gibt eine nicht zu vernachlässigende Zahl von Heimbewohnern, die nicht angemessen gepflegt werden und deshalb akut gesundheitlich gefährdet sind.

Der Bericht dokumentiert darüber hinaus, dass sowohl bezogen auf die Prozessqualität als auch an der Schnittstelle von Prozess- und Ergebnisqualität deutliche Optimierungspotenziale vorhanden sind. Hinsichtlich der Prozessqualität erweist sich, dass Pflege in vielen Fällen schlecht geplant, zu wenig auf die individuellen Bedürfnisse der Bewohner ausgerichtet sowie unzureichend organisiert ist.

Defizite an der Schnittstelle zur Ergebnisqualität zeigen sich insbesondere bei der Dekubitusprophylaxe und -therapie, bei der Ernährungs- und Flüssigkeitsversorgung, in der Inkontinenzversorgung und bei der Versorgung gerontopsychiatrisch beeinträchtigter Heimbewohner (Tabelle 4).

Dokumentation zeigt Optimierungsbedarf

Zentrale Ergebnisse der Qualitätsprüfungen in stationären Pflegeeinrichtungen sind:
- Eine den Anforderungen entsprechende Dekubitusprophylaxe und Dekubitustherapie war bei 57 % der untersuchten Pflegebedürftigen erkennbar. Bei 43 % von ihnen bestanden Versorgungsdefizite. Dies bedeutete nicht, dass bereits ein Druckgeschwür aufgetreten war. Festgestellt wurde vielmehr, dass ein bestehendes Dekubitusrisiko nicht erkannt, erforderliche vorbeugende Lagerungsmaßnahmen nicht geplant oder durchgeführt wurden oder dass erforderliche Lagerungshilfsmittel (etwa Wechseldruckmatratzen) nicht zum Einsatz kamen.

- Bei 59 % der untersuchten Menschen in Heimen entspricht die Ernährungs- und Flüssigkeitsversorgung den aktuellen pflegerischen Standards. Bei 41 % gibt es jedoch Qualitätsmängel in der Versorgung, die künftig die Gesundheit der Pflegebedürftigen gefährden können. Eine Unterernährung oder Dehydration liegt in diesen Fällen nicht vor. Doch der Ernährungsstatus oder ein Gewichtsverlust werden nicht registriert, Probleme bei der Nahrungs- und Flüssigkeitsaufnahme sind nicht erkannt und gebotene Maßnahmen werden nicht ergriffen.
- Die Inkontinenzversorgung war bei 80 % der Pflegebedürftigen angemessen. Bei 20 % bestanden Qualitätsdefizite: Vorhandene Fähigkeiten wurden nicht erkannt und mögliche Kontinenzförderungen nicht angeboten oder die eingesetzten Inkontinenzhilfen waren nicht adäquat.
- Gerontopsychiatrisch beeinträchtigte Heimbewohner (beispielsweise Demenzkranke) werden zu 70 % angemessen versorgt. In 30 % der Fälle gibt es Mängel: unzureichende Tagesstrukturierung, Vernachlässigung der Biografiearbeit, nicht erkannte oder nicht ausreichend differenziert beurteilte gerontopsychiatrische Beeinträchtigungen der Bewohner.
- Neben der direkten pflegerischen Leistung spielt für die Lebensqualität der Bewohner die soziale Betreuung in der stationären Pflege eine herausragende Rolle. Diese wird zwar in 93 % der Heime angeboten. Allerdings sind die Leistungen in etwa einem Drittel der Einrichtungen nicht ausreichend auf die Bedürfnisse der Heimbewohner ausgerichtet. Das bedeutet, dass die Angebote beispielsweise zu wenig auf immobile Menschen oder Pflegefälle mit demenziellen Erkrankungen ausgerichtet sind.

Das Fazit des MDS aus diesem Bericht ist: Die dargestellten Qualitätsdefizite zeigen, dass der Risikovermeidung bei der Qualitätsarbeit der Pflegeeinrichtungen ein höherer Stellenwert eingeräumt werden muss. Die Zahlenangaben, in welchem Umfang Einrichtungen bereits eine ordentliche Versorgung gewährleisten, zeigen, dass dies auch möglich ist.

Konsequenzen des Prüfberichtes eingeleitet

Auf Basis der Erkenntnisse des MDS aus den Qualitätsprüfungen steht aktuell eine Weiterentwicklung des Prüfkonzeptes mit neuen und erweiterten Prüfmaßstäben auf der Agenda. Darin werden auch Änderungen berücksichtigt, die sich aus dem Pflege-Qualitätssicherungsgesetz, aus der Aktualisierung des pflegerischen Fachwissens sowie aus der aktuellen Rechtsprechung ergeben.

Mit dem neuen, aktualisierten Prüfkonzept wird die Ergebnisqualität der Pflege stärker in den Fokus der externen Prüfungen gerückt als bisher. Außerdem geht es darum, Überschneidungen zur Prüfung der Heimaufsicht zurückzudrängen sowie den Ablauf der Prüfungen zu optimieren und zu standardisieren. Ferner soll stärkeres Augenmerk auf Verlaufsdarstellungen im Zeitablauf und die Vergleichbarkeit der Prüfergebnisse gerichtet werden.

Bei den Prüfinhalten, die sich speziell auf die stationäre Pflege von Demenzkranken und anderen gerontopsychiatrisch veränderten Bewohnern beziehen, steigt künftig das Gewicht der Beurteilung von Hausgestaltung, Speisenangebot und Betreuung. Planung und Umsetzung von Versorgung und Betreuung von Heimbewohnern mit Demenz werden zu einem Prüfungsschwerpunkt.

Besondere Berücksichtigung Demenzkranker

Darüber hinaus muss die Versorgung und Betreuung von dementen Heimbewohnern – ausgehend von den bekannten Defiziten – weiterentwickelt werden. Dazu bedarf es eines integrierten Versorgungskonzeptes, das medizinische, pflegerische und soziale Maßnahmen miteinander verknüpft. Für die Pflege wird es – wie skizziert – darauf ankommen, sich stärker als bisher auf die Bedürfnisse von Demenzkranken und anderen Menschen mit eingeschränkter Alltagskompetenz auszurichten. Dies setzt voraus, dass Pflegefachkräfte zunehmend geschult werden müssen in puncto Krankheitsbilder, Alltagskommunikation mit diesen

Kranken und in der Anwendung adäquater Betreuungskonzepte.

Um die Pflegeversicherung weiterzuentwickeln, sollte sie durch neue Versorgungsformen von ambulanter und stationärer Versorgung flankiert werden. Die Schnittstellen zwischen den Leistungs- und Kostenträgern in der Versorgung und Betreuung von dementen Pflegeheimbewohnern müssen überwunden werden, um die dringend erforderliche interdisziplinäre Zusammenarbeit von Ärzten, Pflegefachkräften und anderen Therapeuten zu fördern. Der Begriff der Pflegebedürftigkeit ist deshalb zu erweitern, die Beratung von Angehörigen auszubauen.

Ergebnisse des MDS-Qualitätsberichts: Prozess- und Ergebnisqualität

	ambulant	stationär
Dekubitusprophylaxe/-versorgung nicht angemessen	48,2 %	43,1 %
Ernährung/Flüssigkeits-Versorgung nicht angemessen	47,2 %	41 %
Inkontinenzversorgung nicht angemessen	24,8 %	20,1 %
Gerontopsychiatrische Versorgung nicht angemessen	32,7 %	31,4 %

Tabelle 4: Diese pflegerischen Probleme wurden nicht erkannt, bzw. es wurden keine adäquaten Maßnahmen vorgenommen.

* Qualität in der ambulanten und stationären Pflege; 1. Bericht des Medizinischen Dienstes der Spitzenverbände der Krankenkassen (MDS), November 2004

Fachärztliche Versorgung aus der Klinik

Institutsambulanzen in der ambulanten Versorgung

DR. MED. DIPL.-PSYCH. ALBRECHT EGETMEYER

Psychiatrische Institutsambulanzen haben sich mittlerweile etabliert und übernehmen maßgeblich auch die fachärztliche medizinische Versorgung von demenzkranken Bewohnern in Alten- und Pflegeheimen. Die Behandlungsaufgaben gehen weit über die fachärztliche Versorgung des Patienten im engeren Sinne hinaus.

Auch das Gerontopsychiatrische Zentrum am Bezirkskrankenhaus Kempten ist seit zwei Jahrzehnten an der ambulanten Versorgung in einem Einzugsbereich von 300 000 Einwohnern beteiligt. Die bundesweite gesetzliche Grundlage für den Versorgungsauftrag der Psychiatrischen Institutsambulanzen (PIA) sind die §§ 118 und 120 Sozialgesetzbuch (SGB) V.

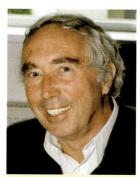

Dr. Albrecht Egetmeyer

In Bayern besteht seit 1996 eine gesonderte Rahmenvereinbarung mit den Krankenkassenverbänden, in der die zeit- und aufwandsbezogenen Vergütungen sowie Anforderungen an die medizinische Dokumentation sowie Qualitäts- und Wirtschaftlichkeitsprüfungen geregelt sind. Das Kassenhonorar beträgt in den bayerischen PIA aktuell durchschnittlich etwa 230 Euro pro Patient und Quartal, hinzu kommen Verordnungskosten in Höhe von ca. 270 Euro.

„Psychiatrische Krankenhäuser sind vom Zulassungsausschuss zur ambulanten psychiatrischen und psychotherapeutischen Versorgung der Versicherten zu ermächtigen", heißt es in § 118 Abs. 1 SGB V, und weiter: „Die Behandlung ist auf diejenigen Versicherten auszurichten, die wegen Art,

Schwere oder Dauer ihrer Erkrankung oder wegen zu großer Entfernung zu geeigneten Ärzten auf die Behandlung durch diese Krankenhäuser angewiesen sind."

Verpflichtung der Krankenhausträger

Die Krankenhausträger haben sicherzustellen, dass die für die ambulante psychiatrische und psychotherapeutische Versorgung erforderlichen Ärzte sowie die nicht ärztlichen Fachkräfte und auch die notwendigen Einrichtungen bei Bedarf zur Verfügung stehen. Die Ermächtigung für diese ambulante Versorgung gilt nach § 118 Abs. 2 SGB V heute auch per se für die etwa 180 fachärztlich geleiteten psychiatrischen Abteilungen an Allgemeinkrankenhäusern.

Die gesetzliche Einschränkung, dass PIA wegen „zu großer Entfernung zu geeigneten Ärzten" ambulant tätig werden können, interpretiere ich nicht nur als räumliche, sondern auch als psychologische „Entfernung" – beispielsweise wenn sich niedergelassene Nervenärzte trotz räumlicher Nähe nicht in der Lage sehen, die Bewohner von Pflegeheimen ambulant zu versorgen. Tatsächlich gibt es in unserer Institutsarbeit auch kaum Kooperationen mit niedergelassenen Fachärzten.

In Bayern stehen heute 60 Psychiatrische Institutsambulanzen zur Verfügung, davon sind 45 in der Erwachsenenpsychiatrie tätig; drei Viertel dieser Einrichtungen gehören

---

Aktuelle Patientendaten der Gerontopsychiatrischen Ambulanz des Bezirkskrankenhauses Augsburg

- Es werden derzeit ca. 1000 Patienten behandelt,
- davon sind ca. 75 % Frauen,
- etwa 42 % sind zwischen 75 und 85 Jahre alt, 16 % sind älter als 85 Jahre,
- etwa 70 % leben in stationären Einrichtungen der Altenpflege,
- etwa 60 % der Patienten leiden an einer Alzheimer-Erkrankung.

Tabelle 5

zu Krankenhäusern in öffentlicher Trägerschaft. Im Jahr 2004 haben die bayerischen PIA 155 000 Quartalsfälle mit der gesetzlichen Krankenversicherung abgerechnet, dahinter verbergen sich mit Sicherheit mehr als 40 000 behandelte Patienten. Die Krankenkassen gaben dafür 33 Mio. Euro aus, wovon 85 % auf die Behandlung von Erwachsenen entfielen.

Bundesweit wird der Anteil der auf die Institutsambulanzen entfallenden Kassenausgaben in der psychiatrischen ambulanten Versorgung auf etwa 6 % geschätzt. Die niedergelassenen Neurologen und Psychiater erhalten demnach in der vertragsärztlichen Versorgung ca. 94 % des Honorarvolumens in diesem Fachgebiet.

Interdisziplinäre Versorgung in Psychiatrischen Institutsambulanzen

In vielen PIA sind neben den Fachärzten auch Fachpflegekräfte, Psychologen, Sozialpädagogen und Ergotherapeuten tätig. Nach meiner Einschätzung sollten Ambulanzen, deren Mitarbeiter psychiatrisch Schwerstkranke auch in Heimen aufsuchen und dort medizinisch versorgen, über mindestens ebenso viele Fachpflegekräfte wie Fachärzte verfügen. Das ist längst nicht überall der Fall. Hinzu kommt: Kostenträger sowie der Medizinische Dienst der Krankenkassen (MDK) beurteilen den Einsatz von Pflegefachkräften in den gerontopsychiatrischen Ambulanzen leider sehr kritisch.

Nach vorläufigen Erhebungen werden in Bayern von den PIA insgesamt ca. 8000 Heimbewohner medizinisch versorgt, die in etwa 250 stationären Einrichtungen der Alten- und Eingliederungshilfe leben. Jeder fünfte von den Institutsambulanzen versorgte Patient lebt demnach in einem Heim.

Das Gerontopsychiatrische Zentrum des Bezirkskrankenhauses Kempten versorgt unter anderem 160 Menschen, die in acht Heimen leben. 80 % der Patienten sind an Demenz erkrankt, jedoch geht das Therapiespektrum weit über die

Spezifische Behandlungsaufgaben der Gerontopsychiatrischen Institutsambulanz

- Ärztliche Untersuchung, Durchführung oder Überweisung zu erforderlichen Zusatzuntersuchungen
- Medikamentöse Therapie
- Stützende Gespräche als Hilfe zur Krankheits- und Alltagsbewältigung
- Klärung des Unterstützungsbedarfs, Durchführung spezifischer Maßnahmen wie Training von Alltagsfertigkeiten
- Beratung, Unterstützung und Entlastung pflegender Angehöriger und professioneller Pflegekräfte im Umgang mit den Kranken
- Vermittlung spezifischer Unterstützungsangebote
- Beratung zu Fragen der gerichtlichen Betreuung, Pflegeversicherung, Heimaufnahme, etc.

Tabelle 6

Behandlung der Demenzpatienten hinaus. Die Philosophie unserer Arbeit ist die integrative Versorgung der Patienten mit ärztlichen, sozialpädagogischen und pflegerischen Leistungen. Die Aufgaben der Institutsversorgung umfassen vor allem

- diagnostische Abklärung des Krankheitsbildes und Einleitung erforderlicher Therapiemaßnahmen,
- ambulante Behandlung zu Hause sowie in Alten- und Pflegeheimen im Rahmen von Hausbesuchen,
- Vermeidung einer stationären Behandlung in einer psychiatrischen Klinik,
- Zusammenarbeit mit den Personen des sozialen Umfelds des Patienten (Angehörige, Betreuer, pflegende Personen, Mitarbeiter des Gesundheitswesens und der Altenhilfe).

Dabei stehen folgende Ziele im Vordergrund:
- Milderung der Krankheitssymptomatik,
- Besserung des subjektiven Befindens des Patienten, insbesondere Verbesserung der beeinträchtigten Lebensqualität,

- Förderung persönlicher Fähigkeiten und Erhöhung der Eigenaktivität,
- Erhalt einer größtmöglichen selbstständigen Lebensführung,
- Information, Unterstützung und Entlastung Angehöriger und anderer pflegender Personen.

Aus Aufgaben und Versorgungszielen ergeben sich für die Arbeit einer gerontopsychiatrischen Institutsambulanz spezifische Behandlungsaufgaben, die weit über die fachärztliche Versorgung des Patienten im engeren Sinne hinausgehen.

Für die Überlassung von Daten der Gerontopsychiatrischen Ambulanz am Bezirkskrankenhaus Augsburg danke ich Frau Hiedl. Die Ergebnisse der Umfrage zur Betreuung in Heimen wurden von Herrn Krüninger, Mainkofen, zur Verfügung gestellt.

Acht Jahre „Berliner Projekt" in der stationären Pflege

Hohe Qualität, weniger Kosten

HENRY KOTEK

„Ärztliche, pflegerische und therapeutische Betreuung Schwerstkranker in stationären Pflegeeinrichtungen" heißt ein Projekt in Berlin, das seit fast acht Jahren erfolgreich läuft. Ziel ist es, die Pflegeheimbewohner qualitativ gut zu versorgen und gleichzeitig nicht notwendige Krankenhausaufenthalte zu vermeiden. Eine Kostenbilanz des „Berliner Projekts" illustriert, dass die Rechnung aufgeht: Die Gesamtkosten der Krankenversicherungen sind für Versicherte in den teilnehmenden Einrichtungen per saldo rund ein Viertel geringer als in den anderen Pflegeheimen.

Ausgangspunkt des „Berliner Projekts" war eine Westberliner Besonderheit vor 30 Jahren: Seit Mitte der 70er-Jahre gab es hier Krankenheime und Krankenhäuser mit Abteilungen für chronisch Kranke. Mit Einführung der Pflegeversicherung sollten diese Häuser und Abteilungen zum 1. Juli 1996 in stationäre Pflegeeinrichtungen umgewandelt werden – ohne Ärzte und Therapeuten. Damit drohten für damals rund 7500 Patienten in 67 Einrichtungen Versorgungsdefizite.

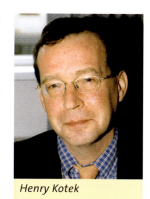

Henry Kotek

Die Mehrheit der niedergelassenen Vertragsärzte sah sich nämlich außer Stande, die medizinische Versorgung, die nun ambulant statt bis dahin stationär erfolgen sollte, durchgehend zu übernehmen. Nach einer deshalb erforderlichen Übergangslösung war ab März 1998 das „Berliner Projekt" die neu gefundene Antwort auf dieses potenzielle Versorgungsproblem. Zunächst bis Ende 2002 befristet, wird es weiter fortgesetzt – vorerst bis Ende März 2010.

Heute nehmen etwa 40 stationäre Pflegeeinrichtungen mit über 5000 Plätzen am „Berliner Projekt" teil. Knapp zwei Drittel der Bewohner leiden an Demenz. Insgesamt gibt es 284 stationäre Pflegeeinrichtungen in der Stadt. Das Projekt wird von einem Lenkungsausschuss gesteuert, dem ein „Fachausschuss Qualitätssicherung" zuarbeitet. In den Lenkungsausschuss eingebunden sind die Krankenkassen AOK Berlin und IKK Berlin-Brandenburg, die Kassenärztliche Vereinigung, die Krankenhausgesellschaft, der Verband der Privat-Krankenanstalten sowie die Senatsverwaltung für Gesundheit, Soziales und Verbraucherschutz. An den Lenkungsausschuss angebunden ist eine externe Controlling-Einheit für Kosten und Qualität sowie für das Datenmanagement.

Um die Projektziele – qualitativ hochwertige Versorgung sowie Vermeidung unnötiger Klinikaufenthalte – zu erreichen, müssen die daran teilnehmenden Ärzte und die stati-

Zielvereinbarung als Basis

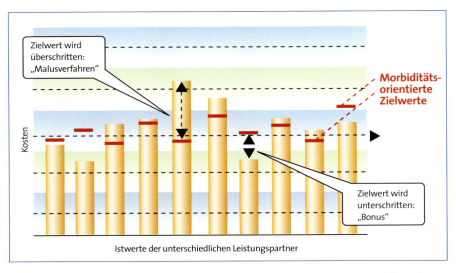

Abbildung 8: Ein stringenter Zielvereinbarungsprozess ist Grundlage einer erfolgreichen Chancen- und Risikopartnerschaft.

onären Pflegeeinrichtungen bestimmte Voraussetzungen erfüllen. Die Pflegeheime können mit angestellten Ärzten oder mit niedergelassenen Ärzten die medizinische Versorgung sicherstellen. Für die medizinische Versorgung gelten die folgenden Grundsätze:
- Die Ärzte stellen eine Rund-um-die-Uhr-Versorgung sieben Tage in der Woche sicher. Außerhalb der Sprech- oder Arbeitszeiten gilt eine Rufbereitschaft.
- Mindestens einmal wöchentlich finden ärztliche Regelvisiten in der Einrichtung statt.
- Fallbesprechungen in multiprofessionellen Teams (Therapeuten, Pflegepersonal, Ärzte) gibt es einmal im Quartal.
- Es besteht für niedergelassene Ärzte die Verpflichtung zur Teilnahme an Qualitätszirkeln bzw. an mindestens einer Fortbildungsveranstaltung pro Jahr.

Entwicklung der Zielwerte

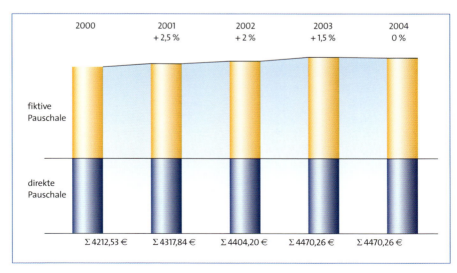

Abbildung 9: Anhebung der durchschnittlichen Gesamtzielwerte analog der Steigerung der Kosten im Krankenhausbereich (Σ = Summe).

- Für niedergelassene Ärzte prüft eine von der Kassenärztlichen Vereinigung gebildete Kommission die Teilnahmevoraussetzung.

Es gibt z.B. auch einen Qualitätszirkel „Sturzprävention". Einrichtungsindividuelle Konzepte werden erarbeitet, um Stürze und deren Folgen wie Frakturen und stationäre Behandlung zu vermeiden. Auch die Pflegekräfte werden eingebunden und entsprechend sensibilisiert und geschult.

Seit 2005 bietet die AOK Berlin den in den Einrichtungen angestellten Ärzten pharmakologische Gruppenberatungen an. Themenschwerpunkte sind Vielfachverordnungen von Medikamenten, Schmerzmitteltherapie sowie gerontopsychiatrische Medikation anhand von konkreten, anonymisierten Fallbeispielen von Patienten des „Berliner Projektes".

Die Ziele dieser Beratungen sind der fachliche Austausch unter den Projektärzten, mehr Transparenz des Verord-

Krankenhausaufenthalte bis 2003

	1998		1999		2000		2001		2002		2003	
Projekteinrichtungen PE	PE 42		PE 42		PE 40		PE 40		PE 40		PE 40	
übrige Einrichtungen ÜE		ÜE 238		ÜE 243		ÜE 244		ÜE 238		ÜE 244		ÜE 231
KH-Fälle	1113	9088	1156	10 962	1058	11 248	1076	11 874	1050	13 030	921	11 569
KH-Fälle je Bewohner	0,25	0,57	0,27	0,66	0,26	0,66	0,27	0,68	0,29	0,73	0,27	0,70
Faktor, um den die KH-Häufigkeit in Nicht-Projekteinrichtungen höher ist	2,3		2,5		2,5		2,5		2,5		2,6	

Abbildung 10: Behandlungen im Krankenhaus sind in den Projekteinrichtungen deutlich niedriger als in den nicht teilnehmenden Einrichtungen (KH = Krankenhaus).

nungsverhaltens sowie das Aufzeigen von medizinisch und ökonomisch sinnvollen Alternativen. Im vergangenen Jahr gab es ferner das erste Audit-Verfahren für das Qualitätsmanagement durch das externe Beratungsunternehmen in allen am Projekt beteiligten Häusern.

Finanzierung über Pauschalen

Für die medizinische Versorgung in den teilnehmenden Einrichtungen wird eine Gesamtpauschale je Bewohner errechnet, die sich aus einer konstanten direkten Pauschale für das Pflegeheim/die Ärzte sowie einer fiktiven Pauschale zusammensetzt, die seit Anfang 2004 morbiditätsorientiert ist. Die Gesamtpauschale drückt also aus, was der Heimbewohner die Krankenversicherung insgesamt kostet.

Die direkte Pauschale wird gezahlt für die ärztliche Grundversorgung pro Patient und Jahr (818 Euro), für die therapeutische Betreuung des Bewohners (Heilmittel: 395 Euro) und den medizinischen Bedarf (ausgewählte Hilfsmittel: 684 Euro). Sie fließt entweder direkt von der Krankenkasse an das Pflegeheim (wenn Ärzte angestellt sind) oder an die Kassenärztliche Vereinigung (für teilnehmende niedergelassene Ärzte).

Die fiktive morbiditätsorientierte Pauschale bezieht sich auf die Kosten für veranlasste/verordnete Leistungen zu Lasten der Krankenversicherung: Arzneimittelversorgung, Krankenhausbehandlung und Fahrtkosten. Es handelt sich um einen Zielwert, der umso größer ist, je höher die Morbiditätslast in einer Einrichtung ausfällt. Wird dieser Zielwert unterschritten, werden die Pflegeheime an der Einsparung beteiligt. Bei Überschreitung des Zielwertes gibt es umgekehrt einen Abzug. Es handelt sich also um ein Bonus-Malus-System.

Die behandelnden Ärzte profitieren von dem Projekt durch eine rund doppelt so hohe Honorar-Kopfpauschale wie normalerweise in der kassenärztlichen Versorgung (818 Euro pro Patient und Jahr). Wie das Bonus-Malus-System prinzipiell funktioniert, illustriert (Abbildung 8). Die Gesamtpauschale pro Kopf (der Gesamtzielwert) ist seit dem Jahr 2000 – entsprechend der Ausgabenentwicklung in der

Krankenhausbehandlung – von knapp 4213 Euro auf ca. 4470 Euro in 2004 leicht gestiegen (Abbildung 9).

Die Erfolge sind deutlich

Zu den wichtigsten Ergebnissen des Projekts gehört, dass die Zahl der Krankenhausfälle je Bewohner in den Pflegeheimen, die nicht am „Berliner Projekt" teilnehmen, zwischen 1998 und 2003 um den Faktor 2,3 bis 2,6 höher war als in den Projekt-Häusern (Abbildung 10). Bezogen auf die versorgten AOK-Versicherten ergibt sich für das Jahr 2003 folgender Kosten-Bilanzvergleich:

- Höher waren die Krankenkassenausgaben in den Häusern des „Berliner Projekts" im Vergleich zu den übrigen Pflegeheimen für die ambulante ärztliche Versorgung (+ 94,3 %), für Hilfsmittel (+ 54,1 %) sowie für Heilmittel (+ 15,4 %).

Effektivität des Berlines Projektes von 2000 bis 2003

	gesparte Ausgaben (-)			
	2000	2001	2002	2003
Therapeuten (Heilmittel)	242 164 €	271 901 €	232 413 €	137 328 €
Hilfsmittel	1 148 494 €	1 121 432 €	997 207 €	909 800 €
Medikamente	- 429 118 €	- 377 558 €	- 411 401 €	- 360 487 €
Krankenhaus	- 5 899 904 €	6 013 493 €	- 6 375 137 €	- 5 415 886 €
Fahrtkosten	-661 782 €	- 719 870 €	- 802 533 €	- 806 804 €
Bruttoergebnis	-5 600 146 €	- 5 717 587 €	- 6 359 451 €	- 5 536 048 €
Zusatzkosten für Ärzte	1 132 272 €	1 118 013 €	1 050 242 €	935 549 €
Projektkosten inkl.Bonus	725 000 €	725 000 €	725 000 €	725 000 €
Nettoergebnis	- 3 742 874 €	-3 874 674 €	- 4 584 209 €	- 3 875 499 €

Abbildung 11: Trotz höherer Ausgaben für Heil- und Hilfsmittel und unter Berücksichtigung der zusätzlichen Kosten für Ärzte sowie für das Projektmanagement inkl. Bonus lassen sich Einsparpotenziale realisieren.

- Niedriger waren die Ausgaben dagegen für die Krankenhausbehandlung (- 58,9 %,) für Transporte (- 66,6 % sowie für Arzneimittel (- 15,4 %).

Per saldo betrug die relative Kosteneinsparung 2003 für die AOK Berlin 22,7 %. Insgesamt und in absoluten Zahlen belaufen sich die durch das „Berliner Projekt" erzielten Nettoeinsparungen für die Kostenträger bisher auf rund 3,7 bis 3,9 Mio. Euro jährlich (Abbildung 11).

Nach einer fiktiven Hochrechnung dieser Ergebnisse auf alle stationären Pflegeeinrichtungen Berlins könnten die Krankenkassen mit Einsparungen von 28,1 Mio. Euro pro Jahr rechnen – wozu 27,5 Mio. Euro geringere Krankenhausausgaben beitragen würden.

Das Ergebnis ist aus der Sicht der AOK Berlin rundum positiv – die Kosten sind gesunken und die Versorgung der Heimbewohner ist bei viel weniger Klinikaufenthalten besser geworden.

Demenzbehandlung in Pflegeheimen

Versorgungsdefizite bestehen – aber auch Wege zur Optimierung

- Mit der ambulanten medizinischen Versorgung von Demenzkranken in stationären Pflegeeinrichtungen steht es nicht zum Besten. Vor allem mangelt es oftmals an der fachärztlichen Betreuung der pflegebedürftigen Patienten durch Neurologen und Psychiater. Dass viele Nervenärzte diese wichtige Aufgabe nicht in ausreichendem Maße übernehmen, hat auch strukturelle Gründe. Ein niedergelassener Arzt, der allein in einer Einzelpraxis arbeitet, kann Visiten in Alten- und Pflegeheimen nur schwer mit seiner Präsenzpflicht in der Praxis verbinden. Das ist praktisch nur den Fachärzten möglich, die in Gemeinschaftspraxen tätig sind.
- In einer Kooperation ist der Arzt auch zeitlich flexibel genug, um Demenzkranke kontinuierlich in den stationären Einrichtungen zu versorgen und zu betreuen. Bereits in einer Zweiergemeinschaft ist es Fachärzten sogar möglich, sich darauf zu spezialisieren und einen großen Anteil von Patienten zu behandeln, die in Heimen leben. Eine fachärztliche Gemeinschaftspraxis in Krefeld beweist, dass dies funktionieren kann.
- Um die ambulante neurologisch-psychiatrische Versorgung der demenzkranken Bewohner von Heimen zu optimieren, ist die enge Zusammenarbeit zwischen dem Nervenarzt, der das Heim betreut und aufsucht, und den Pflegekräften vor Ort unabdingbar. Pflegekräfte müssen sich auch entsprechend fortbilden, wozu der betreuende Facharzt seinen Beitrag leisten kann. Je mehr das Pflegepersonal über demenzielle Erkrankungen und die Behandlungsmöglichkeiten weiß, umso besser und reibungsloser funktionieren Versorgung und Betreuung der Kranken. Gleichzeitig wird auf diese Weise der Arzt von überflüssigen Tätigkeiten entlastet und hat kompetente Ansprechpartner.

- Darüber hinaus ist es sinnvoll, Angehörige in die pflegerische und medizinische Versorgung mit einzubeziehen. Das über lange Jahre erworbene Expertenwissen von Angehörigen oder Betreuern ist häufig der Schlüssel zu einem besseren Verständnis des Verhaltens der Patienten.
- Teil der weitgehend unzureichenden fachärztlichen Versorgung von Demenzkranken in Pflegeheimen ist auch die Unterversorgung der Kranken mit modernen, wirksamen Antidementiva wie Memantine und Acetylcholinesterasehemmern. Die Ergebnisse einer neuen Feldstudie in 23 Heimen können zwar nicht als repräsentativ gelten, sie stimmen aber sehr nachdenklich, denn: Nur 13 % der erkannten, von Demenz betroffenen Bewohner werden mit Antidementiva behandelt, die auch in den aktualisierten Therapieleitlinien zur Demenz von der Arzneimittelkommission der deutschen Ärzteschaft und der Deutschen Gesellschaft für Neurologie empfohlen werden. Die Unterversorgung ist eklatant und offensichtlich; Standards der Evidenz-basierten Medizin werden massiv verletzt.

Hinzu kommt, dass wahrscheinlich viele Demenzkranke in den von der Feldstudie erfassten Heimen nicht diagnostiziert sind.
- Die Erhebung belegt eine gravierende medikamentöse Fehlversorgung, da knapp 86 % der Demenzkranken ausschließlich Psychopharmaka erhalten. Auch beim Einsatz von Psychopharmaka werden die Empfehlungen von Fachgesellschaften und der Arzneimittelkommission ignoriert, wie aus der Analyse hervorgeht: Bei der Verordnung von Neuroleptika werden niedrigpotente und zum Teil hochpotente Präparate vorgezogen, obwohl nach Therapieempfehlungen die Gabe von atypischen Neuroleptika angezeigt ist. Die Erhebung zeigt auch, dass bei Einsatz von Antidementiva offensichtlich Neuroleptika eingespart werden können (0,47 Neuroleptika im Durchschnitt vs. 1,04).
- Auch die stationäre Pflege hat einen Anteil an den Defiziten bei der Versorgung von Demenzkranken. Dies illustriert der erste zusammenfassende Qualitätsbericht des Medizinischen Dienstes der Krankenkassen-Spitzenverbände (MDS).

Zwar ergaben die Qualitätsprüfungen vor Ort, dass – gemessen an der Ergebnisqualität – eine deutliche Mehrheit der begutachteten Pflegebedürftigen auf einem angemessenen Niveau gepflegt wird. Aber es gibt auch eine nicht zu vernachlässigende Zahl von Bewohnern, bei denen dies nicht der Fall ist und für die auf Grund unzureichender Pflege eine akute Gefährdung ihrer Gesundheit besteht.

■ Besonders gravierend ist dieses Problem hinsichtlich der Dekubitusprophylaxe und -therapie, der Versorgung mit Flüssigkeit und Nahrung, der Inkontinenzversorgung sowie der nicht sachgerechten gerontopsychiatrischen Versorgung.

■ Die großen Lücken in der ambulanten fachärztlichen Versorgung von demenzkranken Heimbewohnern durch niedergelassene Fachärzte versuchen die Psychiatrischen Institutsambulanzen (PIA) teilweise zu schließen, die es seit etwa zwei Jahrzehnten gibt. Dabei handelt es sich um Einrichtungen von psychiatrischen Krankenhäusern oder von Psychiatrischen Fachabteilungen in zugelassenen Allgemeinkrankenhäusern. Allein in Bayern versorgen heute 60 Ambulanzen ca. 8000 Heimbewohner.

■ Dass die Ausgaben für die medizinische Versorgung der Bewohner von Alten- und Pflegeheimen durch gemeinsame Anstrengungen und ohne Qualitätseinbußen gesenkt werden können, zeigt das Berliner Projekt „Ärztliche, pflegerische und therapeutische Betreuung Schwerstkranker in stationären Pflegeeinrichtungen". Fast acht Jahre nach dem Start mit zirka 40 Heimen und über 5000 Bewohnern steht fest, dass die medizinischen Gesamtkosten für die Krankenversicherungen – AOK Berlin und IKK Berlin-Brandenburg – um rund ein Viertel niedriger sind als in den anderen etwa 240 stationären Pflegeeinrichtungen der Hauptstadt.

■ Erreicht wurde dies vor allem durch drastisch gesunkene Krankenhausaufenthalte von Heimbewohnern in den am Projekt beteiligten Häusern. Die ärztliche Versorgung rund um die Uhr wird durch in den Heimen angestellte Ärzte sowie niedergelassene Ärzte sichergestellt.

Zukunftsforum Demenz

Das Zukunftsforum Demenz hat sich zum Ziel gesetzt, die Versorgung der Demenzkranken in Deutschland zu verbessern, um ihnen möglichst lange ein würdevolles und – entsprechend ihren noch vorhandenen Fähigkeiten – erfülltes Leben zu ermöglichen.

Dass die Versorgung der Demenzkranken verbesserungswürdig ist, ist unter den an der Versorgung Beteiligten unstrittig. Das Spektrum dieser Beteiligten reicht von den Ärzten der verschiedenen Fachrichtungen über Pflegepersonal bis zu Krankenkassen, Selbsthilfegruppen und Sozialbehörden. Leider ist es häufig so, dass diese Personen und Institutionen nur wenig voneinander wissen – vor allem zu wenig, um Synergismen zu erzeugen oder fehlerhafte Versorgungsstrukturen zu verbessern. Hier will das Zukunftsforum Hilfestellung leisten und den interdisziplinären Dialog fördern.

Dazu wurden unterschiedliche Aktivitätsfelder entwickelt:
- Workshops für verschiedene Fachgruppen
- Informationsveranstaltungen für Angehörige und Pflegedienstleistende
- Informationsmaterialien wie Broschüren, Ratgeber oder Newsletter
- Kongressbeteiligungen
- Fachtagungen in Kooperation mit Versorgungsbeteiligten

Bei den Workshops des Zukunftsforums werden wichtige Aspekte des Versorgungsproblems bei Demenz thematisiert und von Vertretern der verschiedenen mit der Versorgung betrauten Gruppen diskutiert. Das Zukunftsforum versteht sich bei diesen Workshops allerdings nicht nur als Diskussionsplattform. Es wird vielmehr angestrebt, im Rahmen der Workshops Konzepte zur Versorgung der Demenzkranken zu erarbeiten bzw. durch Verabschiedung von Thesenpapieren weiterzuentwickeln. Diese Informationen und Konzepte sollen dann – je nach den Möglichkeiten – in die Arbeit der einzelnen Teilnehmer einfließen und so dazu beitragen, die Versorgung der Demenzkranken letztlich zu verbessern.

Zu den folgenden Themenbereichen haben bisher Workshops bzw. Fachtagungen stattgefunden:

- „Geriatrisches Assessment"
- „Die Arzneimittelversorgung des Demenzkranken unter den Gesichtspunkten der aktuellen Gesetzgebung"
- „Probleme bei der Pflege Demenzkranker"
- „Betreuungsrecht – Wer wahrt die Rechte des Demenzkranken?"
- „Demenz – auf dem Weg zu einem Disease-Management-Programm?"
- „Demenzkranke im Leistungsstreit zwischen Kranken- und Pflegeversicherung"
- „Neues aus der Demenzforschung"
- „Demenz – Prävention und Erkennung von Risikofaktoren"
- „Sprech- und Schluckstörungen – Problemfeld in der Demenztherapie"
- „Demenz – Die Rolle des Apothekers in der Demenzberatung"
- „Versorgung von Demenzkranken – Chancen und Risiken nach der Gesundheitsreform 2004"
- „Qualitätsgesicherte Heimbetreuung für Demente – Wo geht der Weg hin?"
- „Frühformen der Demenz – Früherfassung, Risikofaktoren und Prävention bei MCI"
- „Innovative Therapieansätze – in welche Richtung geht die Alzheimer-Therapie?"
- „Demenz – Prävention vor Pflege"
- „Musik- und Kunsttherapie bei Demenz"
- „Integrierte Versorgung – der Hausarzt in der Schnittstelle Geriatrie/Demenz/Pflege"
- „Perspektiven der medizinisch-therapeutischen Versorgung Demenzkranker in der Altenhilfe"
- „Patientenrelevante Endpunkte bei der Behandlung von Demenzkranken"

- „Der Nutzen der Demenztherapie für pflegende Angehörige und Pflegekräfte"

Bei den Informationsveranstaltungen für das Publikum werden die Zuhörer über Verlauf und Therapie der Demenz und insbesondere der Alzheimer-Erkrankung aufgeklärt und bekommen praktische Tipps im Umgang mit Demenzkranken.

Dieses Informationsangebot richtet sich vor allem an die betreuenden Angehörigen, aber auch an Interessierte aus dem Pflegebereich. Insbesondere für diese Zielgruppen wurden Broschüren vom Zukunftsforum Demenz herausgegeben:
- „Umgang mit dem Demenzkranken"
- „Das schleichende Vergessen" gibt Hintergrundinformationen zum Krankheitsbild der Alzheimer-Demenz und erläutert Therapiemöglichkeiten
- „Die Rechte der Kranken- und Pflegeversicherten" erläutert, was Versicherten zusteht und wie sie ihre Ansprüche durchsetzen können
- „Leben mit Demenzkranken – Tipps für den Alltag"

Weiterführende Informationen und Dokumentationen sind erhältlich bei:

Zukunftsforum Demenz
Eckenheimer Landstr. 100
60318 Frankfurt am Main
E-Mail: zukunftsforum@demenz.de
www.zukunftsforum-demenz.de